Der Blutdruckpass / The Bloodpressure Log

www.blutdruck1.de

Bibliografische Information der Deutschen Nationalbibliothek: Die Deutsche Nationalbibliothek verzeichnet diese Publikation in der Deutschen Nationalbibliografie; detaillierte bibliografische Daten sind im Internet über dnb.dnb.de abrufbar.

Herstellung und Verlag:
BoD – Books on Demand, Norderstedt
ISBN: 9783746080550

Persönliche Daten / Personal Data:

Name / Surname: ______________________________

Vorname / Given Name: ______________________________

Blutgruppe / Blood Type: ______________________________

Geburtsdatum / Date of Birth: ______________________________

Straße / Nr.:
Street adress / Nr.:

____

PLZ / Wohnort:
Zip / City:

____

Tel / Phone: ______________________________

E-Mail: ______________________________

Medikamente /
Medication:

____

Notfallkontakt / Emergency Contact (ICE):

____

Notizen/ Notes :

____

Datum / Date	Zeit / Time	Oberwert/ Systole Upper Value/ Systolic	Unterwert/ Diastole Lower Value/ Diastolic	Puls / Pulse

Datum / Date	Zeit / Time	Oberwert/ Systole Upper Value/ Systolic	Unterwert/ Diastole Lower Value/ Diastolic	Puls / Pulse

Datum / Date	**Zeit / Time**	**Oberwert/ Systole** **Upper Value/ Systolic**	**Unterwert/ Diastole** **Lower Value/ Diastolic**	**Puls / Pulse**

Datum / Date	Zeit / Time	Oberwert/ Systole Upper Value/ Systolic	Unterwert/ Diastole Lower Value/ Diastolic	Puls / Pulse

Datum / Date	Zeit / Time	Oberwert/ Systole Upper Value/ Systolic	Unterwert/ Diastole Lower Value/ Diastolic	Puls / Pulse

Datum / Date	Zeit / Time	Oberwert/ Systole Upper Value/ Systolic	Unterwert/ Diastole Lower Value/ Diastolic	Puls / Pulse

Datum / Date	Zeit / Time	Oberwert/ Systole Upper Value/ Systolic	Unterwert/ Diastole Lower Value/ Diastolic	Puls / Pulse

Datum / Date	Zeit / Time	Oberwert/ Systole Upper Value/ Systolic	Unterwert/ Diastole Lower Value/ Diastolic	Puls / Pulse

Datum / Date	Zeit / Time	Oberwert/ Systole Upper Value/ Systolic	Unterwert/ Diastole Lower Value/ Diastolic	Puls / Pulse

Datum / Date	Zeit / Time	Oberwert/ Systole Upper Value/ Systolic	Unterwert/ Diastole Lower Value/ Diastolic	Puls / Pulse

Datum / Date	Zeit / Time	Oberwert/ Systole Upper Value/ Systolic	Unterwert/ Diastole Lower Value/ Diastolic	Puls / Pulse

Datum / Date	Zeit / Time	Oberwert/ Systole Upper Value/ Systolic	Unterwert/ Diastole Lower Value/ Diastolic	Puls / Pulse

Datum / Date	Zeit / Time	Oberwert/ Systole Upper Value/ Systolic	Unterwert/ Diastole Lower Value/ Diastolic	Puls / Pulse

Datum / Date	Zeit / Time	Oberwert/ Systole Upper Value/ Systolic	Unterwert/ Diastole Lower Value/ Diastolic	Puls / Pulse

Datum / Date	Zeit / Time	Oberwert/ Systole Upper Value/ Systolic	Unterwert/ Diastole Lower Value/ Diastolic	Puls / Pulse

Datum / Date	Zeit / Time	Oberwert/ Systole Upper Value/ Systolic	Unterwert/ Diastole Lower Value/ Diastolic	Puls / Pulse

Datum / Date	Zeit / Time	Oberwert/ Systole Upper Value/ Systolic	Unterwert/ Diastole Lower Value/ Diastolic	Puls / Pulse

Datum / Date	Zeit / Time	Oberwert/ Systole Upper Value/ Systolic	Unterwert/ Diastole Lower Value/ Diastolic	Puls / Pulse

Datum / Date	Zeit / Time	Oberwert/ Systole Upper Value/ Systolic	Unterwert/ Diastole Lower Value/ Diastolic	Puls / Pulse

Datum / Date	Zeit / Time	Oberwert/ Systole Upper Value/ Systolic	Unterwert/ Diastole Lower Value/ Diastolic	Puls / Pulse

Datum / Date	Zeit / Time	Oberwert/ Systole Upper Value/ Systolic	Unterwert/ Diastole Lower Value/ Diastolic	Puls / Pulse

Datum / Date	Zeit / Time	Oberwert/ Systole Upper Value/ Systolic	Unterwert/ Diastole Lower Value/ Diastolic	Puls / Pulse

Datum / Date	Zeit / Time	Oberwert/ Systole Upper Value/ Systolic	Unterwert/ Diastole Lower Value/ Diastolic	Puls / Pulse

Datum / Date	Zeit / Time	Oberwert/ Systole Upper Value/ Systolic	Unterwert/ Diastole Lower Value/ Diastolic	Puls / Pulse

Datum / Date	Zeit / Time	Oberwert/ Systole Upper Value/ Systolic	Unterwert/ Diastole Lower Value/ Diastolic	Puls / Pulse

Datum / Date	Zeit / Time	Oberwert/ Systole Upper Value/ Systolic	Unterwert/ Diastole Lower Value/ Diastolic	Puls / Pulse

Datum / Date	Zeit / Time	Oberwert/ Systole Upper Value/ Systolic	Unterwert/ Diastole Lower Value/ Diastolic	Puls / Pulse

Datum / Date	Zeit / Time	Oberwert/ Systole Upper Value/ Systolic	Unterwert/ Diastole Lower Value/ Diastolic	Puls / Pulse

Datum / Date	Zeit / Time	Oberwert/ Systole Upper Value/ Systolic	Unterwert/ Diastole Lower Value/ Diastolic	Puls / Pulse

Datum / Date	Zeit / Time	Oberwert/ Systole Upper Value/ Systolic	Unterwert/ Diastole Lower Value/ Diastolic	Puls / Pulse

Datum / Date	Zeit / Time	Oberwert/ Systole Upper Value/ Systolic	Unterwert/ Diastole Lower Value/ Diastolic	Puls / Pulse

Datum / Date	Zeit / Time	Oberwert/ Systole Upper Value/ Systolic	Unterwert/ Diastole Lower Value/ Diastolic	Puls / Pulse

Datum / Date	Zeit / Time	Oberwert/ Systole Upper Value/ Systolic	Unterwert/ Diastole Lower Value/ Diastolic	Puls / Pulse

Datum / Date	Zeit / Time	Oberwert/ Systole Upper Value/ Systolic	Unterwert/ Diastole Lower Value/ Diastolic	Puls / Pulse

Datum / Date	Zeit / Time	Oberwert/ Systole Upper Value/ Systolic	Unterwert/ Diastole Lower Value/ Diastolic	Puls / Pulse

Datum / Date	Zeit / Time	Oberwert/ Systole Upper Value/ Systolic	Unterwert/ Diastole Lower Value/ Diastolic	Puls / Pulse

Datum / Date	**Zeit / Time**	**Oberwert/ Systole** **Upper Value/ Systolic**	**Unterwert/ Diastole** **Lower Value/ Diastolic**	**Puls / Pulse**

Datum / Date	Zeit / Time	Oberwert/ Systole Upper Value/ Systolic	Unterwert/ Diastole Lower Value/ Diastolic	Puls / Pulse

Datum / Date	Zeit / Time	Oberwert/ Systole Upper Value/ Systolic	Unterwert/ Diastole Lower Value/ Diastolic	Puls / Pulse

Datum / Date	Zeit / Time	Oberwert/ Systole Upper Value/ Systolic	Unterwert/ Diastole Lower Value/ Diastolic	Puls / Pulse

Datum / Date	Zeit / Time	Oberwert/ Systole Upper Value/ Systolic	Unterwert/ Diastole Lower Value/ Diastolic	Puls / Pulse

Datum / Date	Zeit / Time	Oberwert/ Systole Upper Value/ Systolic	Unterwert/ Diastole Lower Value/ Diastolic	Puls / Pulse

Datum / Date	Zeit / Time	Oberwert/ Systole Upper Value/ Systolic	Unterwert/ Diastole Lower Value/ Diastolic	Puls / Pulse

Datum / Date	Zeit / Time	Oberwert/ Systole Upper Value/ Systolic	Unterwert/ Diastole Lower Value/ Diastolic	Puls / Pulse

Datum / Date	Zeit / Time	Oberwert/ Systole Upper Value/ Systolic	Unterwert/ Diastole Lower Value/ Diastolic	Puls / Pulse

Datum / Date	Zeit / Time	Oberwert/ Systole Upper Value/ Systolic	Unterwert/ Diastole Lower Value/ Diastolic	Puls / Pulse

Datum / Date	Zeit / Time	Oberwert/ Systole Upper Value/ Systolic	Unterwert/ Diastole Lower Value/ Diastolic	Puls / Pulse

Datum / Date	Zeit / Time	Oberwert/ Systole Upper Value/ Systolic	Unterwert/ Diastole Lower Value/ Diastolic	Puls / Pulse

Datum / Date	Zeit / Time	Oberwert/ Systole Upper Value/ Systolic	Unterwert/ Diastole Lower Value/ Diastolic	Puls / Pulse

Datum / Date	Zeit / Time	Oberwert/ Systole Upper Value/ Systolic	Unterwert/ Diastole Lower Value/ Diastolic	Puls / Pulse

Datum / Date	Zeit / Time	Oberwert/ Systole Upper Value/ Systolic	Unterwert/ Diastole Lower Value/ Diastolic	Puls / Pulse

Datum / Date	Zeit / Time	Oberwert/ Systole Upper Value/ Systolic	Unterwert/ Diastole Lower Value/ Diastolic	Puls / Pulse

Datum / Date	Zeit / Time	Oberwert/ Systole Upper Value/ Systolic	Unterwert/ Diastole Lower Value/ Diastolic	Puls / Pulse

Datum / Date	Zeit / Time	Oberwert/ Systole Upper Value/ Systolic	Unterwert/ Diastole Lower Value/ Diastolic	Puls / Pulse

Sie können das Buch jederzeit

über www.blutdruck1.de nachbestellen.

You can order the book anytime here:

www.blutdruck1.de

Durch das Scannen des Codes werden Sie direkt auf den Link zur

Buchbestellung geleitet:

Scan the code and you will be forwarded automatically to the order

Link of the book: